The Medical Health Checklist2

Copyright: Published in the United States by *Rita L. Spears*
Published March 2017

All rights reserved. No part of this publication may be reproduced, stored in retrieval system, copied in any form or by any means, electronic, mechanical, photocopying, recording or otherwise transmitted without written permission from the publisher. Please do not participate in or encourage piracy of this material in any way. You must not circulate this book in any format. Rita L. Spears *does not control or direct users' actions and is not responsible for the information or content shared, harm and/or actions of the book readers.*

ISBN-13: 978-1544654874

ISBN-10: 1544654871

Basic medical information

Insurance co.: _____
Member #: _____
Group #: _____

Policy holder: _____
Policy holder dob: _____
Phone #: _____

Home address: _____
_____
Phone #: _____
Cell #: _____

Physician: _____
Physician's #: _____
Physician's address: _____
_____

Employer: _____
Employer's #: _____
Employer's address: _____
_____

Emergency contact: _____
Phone #: _____
Emergency contact: _____
Phone #: _____

Notes: _____
_____
_____

Basic medical information

Insurance co.: _____   Policy holder: _____
Member #: _____   Policy holder dob: _____
Group #: _____   Phone #: _____

Home address: _____   Physician: _____
_____   Physician's #: _____
Phone #: _____   Physician's address: _____
Cell #: _____   _____

Employer: _____   Emergency contact: _____
Employer's #: _____   Phone #: _____
Employer's address: _____   Emergency contact: _____
_____   Phone #: _____

Notes: _____
_____
_____

Basic medical information

Insurance co.: _____ Policy holder: _____
Member #: _____ Policy holder dob: _____
Group #: _____ Phone #: _____

Home address: _____ Physician: _____
_____ Physician's #: _____
Phone #: _____ Physician's address: _____
Cell #: _____ _____

Employer: _____ Emergency contact: _____
Employer's #: _____ Phone #: _____
Employer's address: _____ Emergency contact: _____
_____ Phone #: _____

Notes: _____
_____
_____

Basic medical information

Insurance co.: _____ Policy holder: _____
Member #: _____ Policy holder dob: _____
Group #: _____ Phone #: _____

Home address: _____ Physician: _____
_____ Physician's #: _____
Phone #: _____ Physician's address: _____
Cell #: _____ _____

Employer: _____ Emergency contact: _____
Employer's #: _____ Phone #: _____
Employer's address: _____ Emergency contact: _____
_____ Phone #: _____

Notes: _____
_____
_____

Basic medical information

Insurance co.: _____   Policy holder: _____
Member #: _____   Policy holder dob: _____
Group #: _____   Phone #: _____

Home address: _____   Physician: _____
_____   Physician's #: _____
Phone #: _____   Physician's address: _____
Cell #: _____   _____

Employer: _____   Emergency contact: _____
Employer's #: _____   Phone #: _____
Employer's address: _____   Emergency contact: _____
_____   Phone #: _____

Notes: _____
_____
_____

Basic medical information

Insurance co.: _____ Policy holder: _____
Member #: _____ Policy holder dob: _____
Group #: _____ Phone #: _____

Home address: _____ Physician: _____
_____ Physician's #: _____
Phone #: _____ Physician's address: _____
Cell #: _____ _____

Employer: _____ Emergency contact: _____
Employer's #: _____ Phone #: _____
Employer's address: _____ Emergency contact: _____
_____ Phone #: _____

Notes: _____
_____
_____

Basic medical information

Insurance co.: _____   Policy holder: _____
Member #: _____   Policy holder dob: _____
Group #: _____   Phone #: _____

Home address: _____   Physician: _____
_____   Physician's #: _____
Phone #: _____   Physician's address: _____
Cell #: _____   _____

Employer: _____   Emergency contact: _____
Employer's #: _____   Phone #: _____
Employer's address: _____ Emergency contact: _____
_____   Phone #: _____

Notes: _____
_____
_____

Basic medical information

Insurance co.: _____   Policy holder: _____
Member #: _____   Policy holder dob: _____
Group #: _____   Phone #: _____

Home address: _____   Physician: _____
_____   Physician's #: _____
Phone #: _____   Physician's address: _____
Cell #: _____   _____

Employer: _____   Emergency contact: _____
Employer's #: _____   Phone #: _____
Employer's address: _____   Emergency contact: _____
_____   Phone #: _____

Notes: _____
_____
_____

Basic medical information

Insurance co.: _____
Member #: _____
Group #: _____

Policy holder: _____
Policy holder dob: _____
Phone #: _____

Home address: _____
_____
Phone #: _____
Cell #: _____

Physician: _____
Physician's #: _____
Physician's address: _____
_____

Employer: _____
Employer's #: _____
Employer's address: _____
_____

Emergency contact: _____
Phone #: _____
Emergency contact: _____
Phone #: _____

Notes: _____
_____
_____

Basic medical information

Insurance co.: _____   Policy holder: _____
Member #: _____   Policy holder dob: _____
Group #: _____   Phone #: _____

Home address: _____   Physician: _____
_____   Physician's #: _____
Phone #: _____   Physician's address: _____
Cell #: _____   _____

Employer: _____   Emergency contact: _____
Employer's #: _____   Phone #: _____
Employer's address: _____   Emergency contact: _____
_____   Phone #: _____

Notes: _____
_____
_____

Basic medical information

Insurance co.: _____   Policy holder: _____
Member #: _____   Policy holder dob: _____
Group #: _____   Phone #: _____

Home address: _____   Physician: _____
_____   Physician's #: _____
Phone #: _____   Physician's address: _____
Cell #: _____   _____

Employer: _____   Emergency contact: _____
Employer's #: _____   Phone #: _____
Employer's address: _____   Emergency contact: _____
_____   Phone #: _____

Notes: _____
_____
_____

Basic medical information

Insurance co.: _____ Policy holder: _____
Member #: _____ Policy holder dob: _____
Group #: _____ Phone #: _____

Home address: _____ Physician: _____
_____ Physician's #: _____
Phone #: _____ Physician's address: _____
Cell #: _____ _____

Employer: _____ Emergency contact: _____
Employer's #: _____ Phone #: _____
Employer's address: _____ Emergency contact: _____
_____ Phone #: _____

Notes: _____
_____
_____

Basic medical information

Insurance co.: _____ Policy holder: _____
Member #: _____ Policy holder dob: _____
Group #: _____ Phone #: _____

Home address: _____ Physician: _____
_____ Physician's #: _____
Phone #: _____ Physician's address: _____
Cell #: _____ _____

Employer: _____ Emergency contact: _____
Employer's #: _____ Phone #: _____
Employer's address: _____ Emergency contact: _____
_____ Phone #: _____

Notes: _____
_____
_____

Basic medical information

Insurance co.: _____   Policy holder: _____
Member #: _____   Policy holder dob: _____
Group #: _____   Phone #: _____

Home address: _____   Physician: _____
_____   Physician's #: _____
Phone #: _____   Physician's address: _____
Cell #: _____   _____

Employer: _____   Emergency contact: _____
Employer's #: _____   Phone #: _____
Employer's address: _____ Emergency contact: _____
_____   Phone #: _____

Notes: _____
_____
_____

Basic medical information

Insurance co.: _____ Policy holder: _____
Member #: _____ Policy holder dob: _____
Group #: _____ Phone #: _____

Home address: _____ Physician: _____
_____ Physician's #: _____
Phone #: _____ Physician's address: _____
Cell #: _____ _____

Employer: _____ Emergency contact: _____
Employer's #: _____ Phone #: _____
Employer's address: _____ Emergency contact: _____
_____ Phone #: _____

Notes: _____
_____
_____

Basic medical information

Insurance co.: _____   Policy holder: _____
Member #: _____   Policy holder dob: _____
Group #: _____   Phone #: _____

Home address: _____   Physician: _____
_____   Physician's #: _____
Phone #: _____   Physician's address: _____
Cell #: _____   _____

Employer: _____   Emergency contact: _____
Employer's #: _____   Phone #: _____
Employer's address: _____   Emergency contact: _____
_____   Phone #: _____

Notes: _____
_____
_____

Basic medical information

Insurance co.: _____
Member #: _____
Group #: _____

Policy holder: _____
Policy holder dob: _____
Phone #: _____

Home address: _____
_____
Phone #: _____
Cell #: _____

Physician: _____
Physician's #: _____
Physician's address: _____
_____

Employer: _____
Employer's #: _____
Employer's address: _____
_____

Emergency contact: _____
Phone #: _____
Emergency contact: _____
Phone #: _____

Notes: _____
_____
_____

Basic medical information

Insurance co.: _____ Policy holder: _____
Member #: _____ Policy holder dob: _____
Group #: _____ Phone #: _____

Home address: _____ Physician: _____
_____ Physician's #: _____
Phone #: _____ Physician's address: _____
Cell #: _____ _____

Employer: _____ Emergency contact: _____
Employer's #: _____ Phone #: _____
Employer's address: _____ Emergency contact: _____
_____ Phone #: _____

Notes: _____
_____
_____

Basic medical information

Insurance co.: _____ Policy holder: _____
Member #: _____ Policy holder dob: _____
Group #: _____ Phone #: _____

Home address: _____ Physician: _____
_____ Physician's #: _____
Phone #: _____ Physician's address: _____
Cell #: _____ _____

Employer: _____ Emergency contact: _____
Employer's #: _____ Phone #: _____
Employer's address: _____ Emergency contact: _____
_____ Phone #: _____

Notes: _____
_____
_____

Basic medical information

Insurance co.: _____   Policy holder: _____
Member #: _____   Policy holder dob: _____
Group #: _____   Phone #: _____

Home address: _____   Physician: _____
_____   Physician's #: _____
Phone #: _____   Physician's address: _____
Cell #: _____   _____

Employer: _____   Emergency contact: _____
Employer's #: _____   Phone #: _____
Employer's address: _____   Emergency contact: _____
_____   Phone #: _____

Notes: _____
_____
_____

Basic medical information

Insurance co.: _____   Policy holder: _____
Member #: _____   Policy holder dob: _____
Group #: _____   Phone #: _____

Home address: _____   Physician: _____
_____   Physician's #: _____
Phone #: _____   Physician's address: _____
Cell #: _____   _____

Employer: _____   Emergency contact: _____
Employer's #: _____   Phone #: _____
Employer's address: _____   Emergency contact: _____
_____   Phone #: _____

Notes: _____
_____
_____

Basic medical information

Insurance co.: _____ Policy holder: _____
Member #: _____ Policy holder dob: _____
Group #: _____ Phone #: _____

Home address: _____ Physician: _____
_____ Physician's #: _____
Phone #: _____ Physician's address: _____
Cell #: _____ _____

Employer: _____ Emergency contact: _____
Employer's #: _____ Phone #: _____
Employer's address: _____ Emergency contact: _____
_____ Phone #: _____

Notes: _____
_____
_____

Basic medical information

Insurance co.: _____   Policy holder: _____
Member #: _____   Policy holder dob: _____
Group #: _____   Phone #: _____

Home address: _____   Physician: _____
_____   Physician's #: _____
Phone #: _____   Physician's address: _____
Cell #: _____   _____

Employer: _____   Emergency contact: _____
Employer's #: _____   Phone #: _____
Employer's address: _____   Emergency contact: _____
_____   Phone #: _____

Notes: _____
_____
_____

Basic medical information

Insurance co.: _____   Policy holder: _____
Member #: _____   Policy holder dob: _____
Group #: _____   Phone #: _____

Home address: _____   Physician: _____
_____   Physician's #: _____
Phone #: _____   Physician's address: _____
Cell #: _____   _____

Employer: _____   Emergency contact: _____
Employer's #: _____   Phone #: _____
Employer's address: _____   Emergency contact: _____
_____   Phone #: _____

Notes: _____
_____
_____

Basic medical information

Insurance co.: _____   Policy holder: _____
Member #: _____   Policy holder dob: _____
Group #: _____   Phone #: _____

Home address: _____   Physician: _____
_____   Physician's #: _____
Phone #: _____   Physician's address: _____
Cell #: _____   _____

Employer: _____   Emergency contact: _____
Employer's #: _____   Phone #: _____
Employer's address: _____   Emergency contact: _____
_____   Phone #: _____

Notes: _____
_____
_____

Basic medical information

Insurance co.: _____ Policy holder: _____
Member #: _____ Policy holder dob: _____
Group #: _____ Phone #: _____

Home address: _____ Physician: _____
_____ Physician's #: _____
Phone #: _____ Physician's address: _____
Cell #: _____ _____

Employer: _____ Emergency contact: _____
Employer's #: _____ Phone #: _____
Employer's address: _____ Emergency contact: _____
_____ Phone #: _____

Notes: _____
_____
_____

Basic medical information

Insurance co.: _____ Policy holder: _____
Member #: _____ Policy holder dob: _____
Group #: _____ Phone #: _____

Home address: _____ Physician: _____
_____ Physician's #: _____
Phone #: _____ Physician's address: _____
Cell #: _____ _____

Employer: _____ Emergency contact: _____
Employer's #: _____ Phone #: _____
Employer's address: _____ Emergency contact: _____
_____ Phone #: _____

Notes: _____
_____
_____

Basic medical information

Insurance co.: _____   Policy holder: _____
Member #: _____   Policy holder dob: _____
Group #: _____   Phone #: _____

Home address: _____   Physician: _____
_____   Physician's #: _____
Phone #: _____   Physician's address: _____
Cell #: _____   _____

Employer: _____   Emergency contact: _____
Employer's #: _____   Phone #: _____
Employer's address: _____   Emergency contact: _____
_____   Phone #: _____

Notes: _____
_____
_____

Basic medical information

Insurance co.: _____ Policy holder: _____
Member #: _____ Policy holder dob: _____
Group #: _____ Phone #: _____

Home address: _____ Physician: _____
_____ Physician's #: _____
Phone #: _____ Physician's address: _____
Cell #: _____ _____

Employer: _____ Emergency contact: _____
Employer's #: _____ Phone #: _____
Employer's address: _____ Emergency contact: _____
_____ Phone #: _____

Notes: _____
_____
_____

Basic medical information

Insurance co.: _____ Policy holder: _____
Member #: _____ Policy holder dob: _____
Group #: _____ Phone #: _____

Home address: _____ Physician: _____
_____ Physician's #: _____
Phone #: _____ Physician's address: _____
Cell #: _____ _____

Employer: _____ Emergency contact: _____
Employer's #: _____ Phone #: _____
Employer's address: _____ Emergency contact: _____
_____ Phone #: _____

Notes: _____
_____
_____

Basic medical information

Insurance co.: _____   Policy holder: _____
Member #: _____   Policy holder dob: _____
Group #: _____   Phone #: _____

Home address: _____   Physician: _____
_____   Physician's #: _____
Phone #: _____   Physician's address: _____
Cell #: _____   _____

Employer: _____   Emergency contact: _____
Employer's #: _____   Phone #: _____
Employer's address: _____   Emergency contact: _____
_____   Phone #: _____

Notes: _____
_____
_____

Basic medical information

Insurance co.: _____ Policy holder: _____
Member #: _____ Policy holder dob: _____
Group #: _____ Phone #: _____

Home address: _____ Physician: _____
_____ Physician's #: _____
Phone #: _____ Physician's address: _____
Cell #: _____ _____

Employer: _____ Emergency contact: _____
Employer's #: _____ Phone #: _____
Employer's address: _____ Emergency contact: _____
_____ Phone #: _____

Notes: _____
_____
_____

Basic medical information

Insurance co.: _____ Policy holder: _____
Member #: _____ Policy holder dob: _____
Group #: _____ Phone #: _____

Home address: _____ Physician: _____
_____ Physician's #: _____
Phone #: _____ Physician's address: _____
Cell #: _____ _____

Employer: _____ Emergency contact: _____
Employer's #: _____ Phone #: _____
Employer's address: _____ Emergency contact: _____
_____ Phone #: _____

Notes: _____
_____
_____

Basic medical information

Insurance co.: _____ Policy holder: _____
Member #: _____ Policy holder dob: _____
Group #: _____ Phone #: _____

Home address: _____ Physician: _____
_____ Physician's #: _____
Phone #: _____ Physician's address: _____
Cell #: _____ _____

Employer: _____ Emergency contact: _____
Employer's #: _____ Phone #: _____
Employer's address: _____ Emergency contact: _____
_____ Phone #: _____

Notes: _____
_____
_____

Basic medical information

Insurance co.: _____ Policy holder: _____
Member #: _____ Policy holder dob: _____
Group #: _____ Phone #: _____

Home address: _____ Physician: _____
_____ Physician's #: _____
Phone #: _____ Physician's address: _____
Cell #: _____ _____

Employer: _____ Emergency contact: _____
Employer's #: _____ Phone #: _____
Employer's address: _____ Emergency contact: _____
_____ Phone #: _____

Notes: _____
_____
_____

Basic medical information

Insurance co.: _____   Policy holder: _____
Member #: _____   Policy holder dob: _____
Group #: _____   Phone #: _____

Home address: _____   Physician: _____
_____   Physician's #: _____
Phone #: _____   Physician's address: _____
Cell #: _____   _____

Employer: _____   Emergency contact: _____
Employer's #: _____   Phone #: _____
Employer's address: _____   Emergency contact: _____
_____   Phone #: _____

Notes: _____
_____
_____

Basic medical information

Insurance co.: _____ Policy holder: _____
Member #: _____ Policy holder dob: _____
Group #: _____ Phone #: _____

Home address: _____ Physician: _____
_____ Physician's #: _____
Phone #: _____ Physician's address: _____
Cell #: _____ _____

Employer: _____ Emergency contact: _____
Employer's #: _____ Phone #: _____
Employer's address: _____ Emergency contact: _____
_____ Phone #: _____

Notes: _____
_____
_____

Basic medical information

Insurance co.: _____   Policy holder: _____
Member #: _____   Policy holder dob: _____
Group #: _____   Phone #: _____

Home address: _____   Physician: _____
_____   Physician's #: _____
Phone #: _____   Physician's address: _____
Cell #: _____   _____

Employer: _____   Emergency contact: _____
Employer's #: _____   Phone #: _____
Employer's address: _____   Emergency contact: _____
_____   Phone #: _____

Notes: _____
_____
_____

Basic medical information

Insurance co.: _____ Policy holder: _____
Member #: _____ Policy holder dob: _____
Group #: _____ Phone #: _____

Home address: _____ Physician: _____
_____ Physician's #: _____
Phone #: _____ Physician's address: _____
Cell #: _____ _____

Employer: _____ Emergency contact: _____
Employer's #: _____ Phone #: _____
Employer's address: _____ Emergency contact: _____
_____ Phone #: _____

Notes: _____
_____
_____

Basic medical information

Insurance co.: _____ Policy holder: _____
Member #: _____ Policy holder dob: _____
Group #: _____ Phone #: _____

Home address: _____ Physician: _____
_____ Physician's #: _____
Phone #: _____ Physician's address: _____
Cell #: _____ _____

Employer: _____ Emergency contact: _____
Employer's #: _____ Phone #: _____
Employer's address: _____ Emergency contact: _____
_____ Phone #: _____

Notes: _____
_____
_____

Basic medical information

Insurance co.: _____   Policy holder: _____
Member #: _____   Policy holder dob: _____
Group #: _____   Phone #: _____

Home address: _____   Physician: _____
_____   Physician's #: _____
Phone #: _____   Physician's address: _____
Cell #: _____   _____

Employer: _____   Emergency contact: _____
Employer's #: _____   Phone #: _____
Employer's address: _____   Emergency contact: _____
_____   Phone #: _____

Notes: _____
_____
_____

Basic medical information

Insurance co.: _____   Policy holder: _____
Member #: _____   Policy holder dob: _____
Group #: _____   Phone #: _____

Home address: _____   Physician: _____
_____   Physician's #: _____
Phone #: _____   Physician's address: _____
Cell #: _____   _____

Employer: _____   Emergency contact: _____
Employer's #: _____   Phone #: _____
Employer's address: _____   Emergency contact: _____
_____   Phone #: _____

Notes: _____
_____
_____

Basic medical information

Insurance co.: _____　　Policy holder: _____
Member #: _____　　Policy holder dob: _____
Group #: _____　　Phone #: _____

Home address: _____　　Physician: _____
_____　　Physician's #: _____
Phone #: _____　　Physician's address: _____
Cell #: _____　　_____

Employer: _____　　Emergency contact: _____
Employer's #: _____　　Phone #: _____
Employer's address: _____　　Emergency contact: _____
_____　　Phone #: _____

Notes: _____
_____
_____

Basic medical information

Insurance co.: _____   Policy holder: _____
Member #: _____   Policy holder dob: _____
Group #: _____   Phone #: _____

Home address: _____   Physician: _____
_____   Physician's #: _____
Phone #: _____   Physician's address: _____
Cell #: _____   _____

Employer: _____   Emergency contact: _____
Employer's #: _____   Phone #: _____
Employer's address: _____   Emergency contact: _____
_____   Phone #: _____

Notes: _____
_____
_____

Basic medical information

Insurance co.: _____   Policy holder: _____
Member #: _____   Policy holder dob: _____
Group #: _____   Phone #: _____

Home address: _____   Physician: _____
_____   Physician's #: _____
Phone #: _____   Physician's address: _____
Cell #: _____   _____

Employer: _____   Emergency contact: _____
Employer's #: _____   Phone #: _____
Employer's address: _____   Emergency contact: _____
_____   Phone #: _____

Notes: _____
_____
_____

Basic medical information

Insurance co.: _____   Policy holder: _____
Member #: _____   Policy holder dob: _____
Group #: _____   Phone #: _____

Home address: _____   Physician: _____
_____   Physician's #: _____
Phone #: _____   Physician's address: _____
Cell #: _____   _____

Employer: _____   Emergency contact: _____
Employer's #: _____   Phone #: _____
Employer's address: _____   Emergency contact: _____
_____   Phone #: _____

Notes: _____
_____
_____

Basic medical information

Insurance co.: _____ Policy holder: _____
Member #: _____ Policy holder dob: _____
Group #: _____ Phone #: _____

Home address: _____ Physician: _____
_____ Physician's #: _____
Phone #: _____ Physician's address: _____
Cell #: _____ _____

Employer: _____ Emergency contact: _____
Employer's #: _____ Phone #: _____
Employer's address: _____ Emergency contact: _____
_____ Phone #: _____

Notes: _____
_____
_____

Basic medical information

Insurance co.: _____ Policy holder: _____
Member #: _____ Policy holder dob: _____
Group #: _____ Phone #: _____

Home address: _____ Physician: _____
_____ Physician's #: _____
Phone #: _____ Physician's address: _____
Cell #: _____ _____

Employer: _____ Emergency contact: _____
Employer's #: _____ Phone #: _____
Employer's address: _____ Emergency contact: _____
_____ Phone #: _____

Notes: _____
_____
_____

Basic medical **information**

Insurance co.: _____   Policy holder: _____
Member #: _____   Policy holder dob: _____
Group #: _____   Phone #: _____

Home address: _____   Physician: _____
_____   Physician's #: _____
Phone #: _____   Physician's address: _____
Cell #: _____   _____

Employer: _____   Emergency contact: _____
Employer's #: _____   Phone #: _____
Employer's address: _____   Emergency contact: _____
_____   Phone #: _____

Notes: _____
_____
_____

Basic medical information

Insurance co.: _____ Policy holder: _____
Member #: _____ Policy holder dob: _____
Group #: _____ Phone #: _____

Home address: _____ Physician: _____
_____ Physician's #: _____
Phone #: _____ Physician's address: _____
Cell #: _____ _____

Employer: _____ Emergency contact: _____
Employer's #: _____ Phone #: _____
Employer's address: _____ Emergency contact: _____
_____ Phone #: _____

Notes: _____
_____
_____

Basic medical information

Insurance co.: _____ Policy holder: _____
Member #: _____ Policy holder dob: _____
Group #: _____ Phone #: _____

Home address: _____ Physician: _____
_____ Physician's #: _____
Phone #: _____ Physician's address: _____
Cell #: _____ _____

Employer: _____ Emergency contact: _____
Employer's #: _____ Phone #: _____
Employer's address: _____ Emergency contact: _____
_____ Phone #: _____

Notes: _____
_____
_____

Basic medical information

Insurance co.: _____   Policy holder: _____
Member #: _____   Policy holder dob: _____
Group #: _____   Phone #: _____

Home address: _____   Physician: _____
_____   Physician's #: _____
Phone #: _____   Physician's address: _____
Cell #: _____   _____

Employer: _____   Emergency contact: _____
Employer's #: _____   Phone #: _____
Employer's address: _____   Emergency contact: _____
_____   Phone #: _____

Notes: _____
_____
_____

Basic medical information

Insurance co.: _____ Policy holder: _____
Member #: _____ Policy holder dob: _____
Group #: _____ Phone #: _____

Home address: _____ Physician: _____
_____ Physician's #: _____
Phone #: _____ Physician's address: _____
Cell #: _____ _____

Employer: _____ Emergency contact: _____
Employer's #: _____ Phone #: _____
Employer's address: _____ Emergency contact: _____
_____ Phone #: _____

Notes: _____
_____
_____

Basic medical information

Insurance co.: _____ Policy holder: _____
Member #: _____ Policy holder dob: _____
Group #: _____ Phone #: _____

Home address: _____ Physician: _____
_____ Physician's #: _____
Phone #: _____ Physician's address: _____
Cell #: _____ _____

Employer: _____ Emergency contact: _____
Employer's #: _____ Phone #: _____
Employer's address: _____ Emergency contact: _____
_____ Phone #: _____

Notes: _____
_____
_____

Basic medical information

Insurance co.: _____   Policy holder: _____
Member #: _____   Policy holder dob: _____
Group #: _____   Phone #: _____

Home address: _____   Physician: _____
_____   Physician's #: _____
Phone #: _____   Physician's address: _____
Cell #: _____   _____

Employer: _____   Emergency contact: _____
Employer's #: _____   Phone #: _____
Employer's address: _____   Emergency contact: _____
_____   Phone #: _____

Notes: _____
_____
_____

Basic medical information

Insurance co.: _____   Policy holder: _____
Member #: _____   Policy holder dob: _____
Group #: _____   Phone #: _____

Home address: _____   Physician: _____
_____   Physician's #: _____
Phone #: _____   Physician's address: _____
Cell #: _____   _____

Employer: _____   Emergency contact: _____
Employer's #: _____   Phone #: _____
Employer's address: _____   Emergency contact: _____
_____   Phone #: _____

Notes: _____
_____
_____

Basic medical information

Insurance co.: _____   Policy holder: _____
Member #: _____   Policy holder dob: _____
Group #: _____   Phone #: _____

Home address: _____   Physician: _____
_____   Physician's #: _____
Phone #: _____   Physician's address: _____
Cell #: _____   _____

Employer: _____   Emergency contact: _____
Employer's #: _____   Phone #: _____
Employer's address: _____   Emergency contact: _____
_____   Phone #: _____

Notes: _____
_____
_____

Basic medical information

Insurance co.: _____   Policy holder: _____
Member #: _____   Policy holder dob: _____
Group #: _____   Phone #: _____

Home address: _____   Physician: _____
_____   Physician's #: _____
Phone #: _____   Physician's address: _____
Cell #: _____   _____

Employer: _____   Emergency contact: _____
Employer's #: _____   Phone #: _____
Employer's address: _____   Emergency contact: _____
_____   Phone #: _____

Notes: _____
_____
_____

Basic medical information

Insurance co.: _____ Policy holder: _____
Member #: _____ Policy holder dob: _____
Group #: _____ Phone #: _____

Home address: _____ Physician: _____
_____ Physician's #: _____
Phone #: _____ Physician's address: _____
Cell #: _____ _____

Employer: _____ Emergency contact: _____
Employer's #: _____ Phone #: _____
Employer's address: _____ Emergency contact: _____
_____ Phone #: _____

Notes: _____
_____
_____

Basic medical information

Insurance co.: _____   Policy holder: _____
Member #: _____   Policy holder dob: _____
Group #: _____   Phone #: _____

Home address: _____   Physician: _____
_____   Physician's #: _____
Phone #: _____   Physician's address: _____
Cell #: _____   _____

Employer: _____   Emergency contact: _____
Employer's #: _____   Phone #: _____
Employer's address: _____   Emergency contact: _____
_____   Phone #: _____

Notes: _____
_____
_____

Basic medical information

Insurance co.: _____ Policy holder: _____
Member #: _____ Policy holder dob: _____
Group #: _____ Phone #: _____

Home address: _____ Physician: _____
_____ Physician's #: _____
Phone #: _____ Physician's address: _____
Cell #: _____ _____

Employer: _____ Emergency contact: _____
Employer's #: _____ Phone #: _____
Employer's address: _____ Emergency contact: _____
_____ Phone #: _____

Notes: _____
_____
_____

Basic medical information

Insurance co.: _____   Policy holder: _____
Member #: _____   Policy holder dob: _____
Group #: _____   Phone #: _____

Home address: _____   Physician: _____
_____   Physician's #: _____
Phone #: _____   Physician's address: _____
Cell #: _____   _____

Employer: _____   Emergency contact: _____
Employer's #: _____   Phone #: _____
Employer's address: _____   Emergency contact: _____
_____   Phone #: _____

Notes: _____
_____
_____

Basic medical information

Insurance co.: _____ Policy holder: _____
Member #: _____ Policy holder dob: _____
Group #: _____ Phone #: _____

Home address: _____ Physician: _____
_____ Physician's #: _____
Phone #: _____ Physician's address: _____
Cell #: _____ _____

Employer: _____ Emergency contact: _____
Employer's #: _____ Phone #: _____
Employer's address: _____ Emergency contact: _____
_____ Phone #: _____

Notes: _____
_____
_____

Basic medical information

Insurance co.: _____ Policy holder: _____
Member #: _____ Policy holder dob: _____
Group #: _____ Phone #: _____

Home address: _____ Physician: _____
_____ Physician's #: _____
Phone #: _____ Physician's address: _____
Cell #: _____ _____

Employer: _____ Emergency contact: _____
Employer's #: _____ Phone #: _____
Employer's address: _____ Emergency contact: _____
_____ Phone #: _____

Notes: _____
_____
_____

Basic medical information

Insurance co.: _____ Policy holder: _____
Member #: _____ Policy holder dob: _____
Group #: _____ Phone #: _____

Home address: _____ Physician: _____
_____ Physician's #: _____
Phone #: _____ Physician's address: _____
Cell #: _____ _____

Employer: _____ Emergency contact: _____
Employer's #: _____ Phone #: _____
Employer's address: _____ Emergency contact: _____
_____ Phone #: _____

Notes: _____
_____
_____

Basic medical information

Insurance co.: _____   Policy holder: _____
Member #: _____   Policy holder dob: _____
Group #: _____   Phone #: _____

Home address: _____   Physician: _____
_____   Physician's #: _____
Phone #: _____   Physician's address: _____
Cell #: _____   _____

Employer: _____   Emergency contact: _____
Employer's #: _____   Phone #: _____
Employer's address: _____   Emergency contact: _____
_____   Phone #: _____

Notes: _____
_____
_____

Basic medical information

Insurance co.: _____　　Policy holder: _____
Member #: _____　　Policy holder dob: _____
Group #: _____　　Phone #: _____

Home address: _____　　Physician: _____
_____　　Physician's #: _____
Phone #: _____　　Physician's address: _____
Cell #: _____　　_____

Employer: _____　　Emergency contact: _____
Employer's #: _____　　Phone #: _____
Employer's address: _____　　Emergency contact: _____
_____　　Phone #: _____

Notes: _____
_____
_____

Basic medical information

Insurance co.: _____ Policy holder: _____
Member #: _____ Policy holder dob: _____
Group #: _____ Phone #: _____

Home address: _____ Physician: _____
_____ Physician's #: _____
Phone #: _____ Physician's address: _____
Cell #: _____ _____

Employer: _____ Emergency contact: _____
Employer's #: _____ Phone #: _____
Employer's address: _____ Emergency contact: _____
_____ Phone #: _____

Notes: _____
_____
_____

Basic medical information

Insurance co.: _____
Member #: _____
Group #: _____

Policy holder: _____
Policy holder dob: _____
Phone #: _____

Home address: _____
_____
Phone #: _____
Cell #: _____

Physician: _____
Physician's #: _____
Physician's address: _____
_____

Employer: _____
Employer's #: _____
Employer's address: _____
_____

Emergency contact: _____
Phone #: _____
Emergency contact: _____
Phone #: _____

Notes: _____
_____
_____

Basic medical information

Insurance co.: _____   Policy holder: _____
Member #: _____   Policy holder dob: _____
Group #: _____   Phone #: _____

Home address: _____   Physician: _____
_____   Physician's #: _____
Phone #: _____   Physician's address: _____
Cell #: _____   _____

Employer: _____   Emergency contact: _____
Employer's #: _____   Phone #: _____
Employer's address: _____   Emergency contact: _____
_____   Phone #: _____

Notes: _____
_____
_____

Basic medical information

Insurance co.: _____   Policy holder: _____
Member #: _____   Policy holder dob: _____
Group #: _____   Phone #: _____

Home address: _____   Physician: _____
_____   Physician's #: _____
Phone #: _____   Physician's address: _____
Cell #: _____   _____

Employer: _____   Emergency contact: _____
Employer's #: _____   Phone #: _____
Employer's address: _____   Emergency contact: _____
_____   Phone #: _____

Notes: _____
_____
_____

Basic medical information

Insurance co.: _____   Policy holder: _____
Member #: _____   Policy holder dob: _____
Group #: _____   Phone #: _____

Home address: _____   Physician: _____
_____   Physician's #: _____
Phone #: _____   Physician's address: _____
Cell #: _____   _____

Employer: _____   Emergency contact: _____
Employer's #: _____   Phone #: _____
Employer's address: _____   Emergency contact: _____
_____   Phone #: _____

Notes: _____
_____
_____

Basic medical information

Insurance co.: _____ Policy holder: _____
Member #: _____ Policy holder dob: _____
Group #: _____ Phone #: _____

Home address: _____ Physician: _____
_____ Physician's #: _____
Phone #: _____ Physician's address: _____
Cell #: _____ _____

Employer: _____ Emergency contact: _____
Employer's #: _____ Phone #: _____
Employer's address: _____ Emergency contact: _____
_____ Phone #: _____

Notes: _____
_____
_____

Basic medical information

Insurance co.: _____ Policy holder: _____
Member #: _____ Policy holder dob: _____
Group #: _____ Phone #: _____

Home address: _____ Physician: _____
_____ Physician's #: _____
Phone #: _____ Physician's address: _____
Cell #: _____ _____

Employer: _____ Emergency contact: _____
Employer's #: _____ Phone #: _____
Employer's address: _____ Emergency contact: _____
_____ Phone #: _____

Notes: _____
_____
_____

Basic medical information

Insurance co.: _____ Policy holder: _____
Member #: _____ Policy holder dob: _____
Group #: _____ Phone #: _____

Home address: _____ Physician: _____
_____ Physician's #: _____
Phone #: _____ Physician's address: _____
Cell #: _____ _____

Employer: _____ Emergency contact: _____
Employer's #: _____ Phone #: _____
Employer's address: _____ Emergency contact: _____
_____ Phone #: _____

Notes: _____
_____
_____

Basic medical information

Insurance co.: _____ Policy holder: _____
Member #: _____ Policy holder dob: _____
Group #: _____ Phone #: _____

Home address: _____ Physician: _____
_____ Physician's #: _____
Phone #: _____ Physician's address: _____
Cell #: _____ _____

Employer: _____ Emergency contact: _____
Employer's #: _____ Phone #: _____
Employer's address: _____ Emergency contact: _____
_____ Phone #: _____

Notes: _____
_____
_____

Basic medical information

Insurance co.: _____ Policy holder: _____
Member #: _____ Policy holder dob: _____
Group #: _____ Phone #: _____

Home address: _____ Physician: _____
_____ Physician's #: _____
Phone #: _____ Physician's address: _____
Cell #: _____ _____

Employer: _____ Emergency contact: _____
Employer's #: _____ Phone #: _____
Employer's address: _____ Emergency contact: _____
_____ Phone #: _____

Notes: _____
_____
_____

Basic medical information

Insurance co.: _____ Policy holder: _____
Member #: _____ Policy holder dob: _____
Group #: _____ Phone #: _____

Home address: _____ Physician: _____
_____ Physician's #: _____
Phone #: _____ Physician's address: _____
Cell #: _____ _____

Employer: _____ Emergency contact: _____
Employer's #: _____ Phone #: _____
Employer's address: _____ Emergency contact: _____
_____ Phone #: _____

Notes: _____
_____
_____

Basic medical information

Insurance co.: _____ Policy holder: _____
Member #: _____ Policy holder dob: _____
Group #: _____ Phone #: _____

Home address: _____ Physician: _____
_____ Physician's #: _____
Phone #: _____ Physician's address: _____
Cell #: _____ _____

Employer: _____ Emergency contact: _____
Employer's #: _____ Phone #: _____
Employer's address: _____ Emergency contact: _____
_____ Phone #: _____

Notes: _____
_____
_____

Basic medical information

Insurance co.: _____   Policy holder: _____
Member #: _____   Policy holder dob: _____
Group #: _____   Phone #: _____

Home address: _____   Physician: _____
_____   Physician's #: _____
Phone #: _____   Physician's address: _____
Cell #: _____   _____

Employer: _____   Emergency contact: _____
Employer's #: _____   Phone #: _____
Employer's address: _____   Emergency contact: _____
_____   Phone #: _____

Notes: _____
_____
_____

Basic medical information

Insurance co.: _____ Policy holder: _____
Member #: _____ Policy holder dob: _____
Group #: _____ Phone #: _____

Home address: _____ Physician: _____
_____ Physician's #: _____
Phone #: _____ Physician's address: _____
Cell #: _____ _____

Employer: _____ Emergency contact: _____
Employer's #: _____ Phone #: _____
Employer's address: _____ Emergency contact: _____
_____ Phone #: _____

Notes: _____
_____
_____

Basic medical information

Insurance co.: _____ Policy holder: _____
Member #: _____ Policy holder dob: _____
Group #: _____ Phone #: _____

Home address: _____ Physician: _____
_____ Physician's #: _____
Phone #: _____ Physician's address: _____
Cell #: _____ _____

Employer: _____ Emergency contact: _____
Employer's #: _____ Phone #: _____
Employer's address: _____ Emergency contact: _____
_____ Phone #: _____

Notes: _____
_____
_____

Basic medical information

Insurance co.: _____ Policy holder: _____
Member #: _____ Policy holder dob: _____
Group #: _____ Phone #: _____

Home address: _____ Physician: _____
_____ Physician's #: _____
Phone #: _____ Physician's address: _____
Cell #: _____ _____

Employer: _____ Emergency contact: _____
Employer's #: _____ Phone #: _____
Employer's address: _____ Emergency contact: _____
_____ Phone #: _____

Notes: _____
_____
_____

Basic medical information

Insurance co.: _____   Policy holder: _____
Member #: _____   Policy holder dob: _____
Group #: _____   Phone #: _____

Home address: _____   Physician: _____
_____   Physician's #: _____
Phone #: _____   Physician's address: _____
Cell #: _____   _____

Employer: _____   Emergency contact: _____
Employer's #: _____   Phone #: _____
Employer's address: _____   Emergency contact: _____
_____   Phone #: _____

Notes: _____
_____
_____

Basic medical information

Insurance co.: _____   Policy holder: _____
Member #: _____   Policy holder dob: _____
Group #: _____   Phone #: _____

Home address: _____   Physician: _____
_____   Physician's #: _____
Phone #: _____   Physician's address: _____
Cell #: _____   _____

Employer: _____   Emergency contact: _____
Employer's #: _____   Phone #: _____
Employer's address: _____ Emergency contact: _____
_____   Phone #: _____

Notes: _____
_____
_____

Basic medical information

Insurance co.: _____
Member #: _____
Group #: _____

Policy holder: _____
Policy holder dob: _____
Phone #: _____

Home address: _____
_____
Phone #: _____
Cell #: _____

Physician: _____
Physician's #: _____
Physician's address: _____
_____

Employer: _____
Employer's #: _____
Employer's address: _____
_____

Emergency contact: _____
Phone #: _____
Emergency contact: _____
Phone #: _____

Notes: _____
_____
_____

Basic medical information

Insurance co.: _____   Policy holder: _____
Member #: _____   Policy holder dob: _____
Group #: _____   Phone #: _____

Home address: _____   Physician: _____
_____   Physician's #: _____
Phone #: _____   Physician's address: _____
Cell #: _____   _____

Employer: _____   Emergency contact: _____
Employer's #: _____   Phone #: _____
Employer's address: _____   Emergency contact: _____
_____   Phone #: _____

Notes: _____
_____
_____

Basic medical information

Insurance co.: _____   Policy holder: _____
Member #: _____   Policy holder dob: _____
Group #: _____   Phone #: _____

Home address: _____   Physician: _____
_____   Physician's #: _____
Phone #: _____   Physician's address: _____
Cell #: _____   _____

Employer: _____   Emergency contact: _____
Employer's #: _____   Phone #: _____
Employer's address: _____   Emergency contact: _____
_____   Phone #: _____

Notes: _____
_____
_____

Basic medical information

Insurance co.: _____   Policy holder: _____
Member #: _____   Policy holder dob: _____
Group #: _____   Phone #: _____

Home address: _____   Physician: _____
_____   Physician's #: _____
Phone #: _____   Physician's address: _____
Cell #: _____   _____

Employer: _____   Emergency contact: _____
Employer's #: _____   Phone #: _____
Employer's address: _____   Emergency contact: _____
_____   Phone #: _____

Notes: _____
_____
_____

Basic medical information

Insurance co.: _____
Member #: _____
Group #: _____

Policy holder: _____
Policy holder dob: _____
Phone #: _____

Home address: _____
_____
Phone #: _____
Cell #: _____

Physician: _____
Physician's #: _____
Physician's address: _____
_____

Employer: _____
Employer's #: _____
Employer's address: _____
_____

Emergency contact: _____
Phone #: _____
Emergency contact: _____
Phone #: _____

Notes: _____
_____
_____

Basic medical information

Insurance co.: _____   Policy holder: _____
Member #: _____   Policy holder dob: _____
Group #: _____   Phone #: _____

Home address: _____   Physician: _____
_____   Physician's #: _____
Phone #: _____   Physician's address: _____
Cell #: _____   _____

Employer: _____   Emergency contact: _____
Employer's #: _____   Phone #: _____
Employer's address: _____   Emergency contact: _____
_____   Phone #: _____

Notes: _____
_____
_____

Basic medical information

Insurance co.: _____   Policy holder: _____
Member #: _____   Policy holder dob: _____
Group #: _____   Phone #: _____

Home address: _____   Physician: _____
_____   Physician's #: _____
Phone #: _____   Physician's address: _____
Cell #: _____   _____

Employer: _____   Emergency contact: _____
Employer's #: _____   Phone #: _____
Employer's address: _____ Emergency contact: _____
_____   Phone #: _____

Notes: _____
_____
_____

Basic medical information

Insurance co.: _____ Policy holder: _____
Member #: _____ Policy holder dob: _____
Group #: _____ Phone #: _____

Home address: _____ Physician: _____
_____ Physician's #: _____
Phone #: _____ Physician's address: _____
Cell #: _____ _____

Employer: _____ Emergency contact: _____
Employer's #: _____ Phone #: _____
Employer's address: _____ Emergency contact: _____
_____ Phone #: _____

Notes: _____
_____
_____

Basic medical information

Insurance co.: _____ Policy holder: _____
Member #: _____ Policy holder dob: _____
Group #: _____ Phone #: _____

Home address: _____ Physician: _____
_____ Physician's #: _____
Phone #: _____ Physician's address: _____
Cell #: _____ _____

Employer: _____ Emergency contact: _____
Employer's #: _____ Phone #: _____
Employer's address: _____ Emergency contact: _____
_____ Phone #: _____

Notes: _____
_____
_____

Basic medical information

Insurance co.: _____ Policy holder: _____
Member #: _____ Policy holder dob: _____
Group #: _____ Phone #: _____

Home address: _____ Physician: _____
_____ Physician's #: _____
Phone #: _____ Physician's address: _____
Cell #: _____ _____

Employer: _____ Emergency contact: _____
Employer's #: _____ Phone #: _____
Employer's address: _____ Emergency contact: _____
_____ Phone #: _____

Notes: _____
_____
_____

Basic medical information

Insurance co.: _____   Policy holder: _____
Member #: _____   Policy holder dob: _____
Group #: _____   Phone #: _____

Home address: _____   Physician: _____
_____   Physician's #: _____
Phone #: _____   Physician's address: _____
Cell #: _____   _____

Employer: _____   Emergency contact: _____
Employer's #: _____   Phone #: _____
Employer's address: _____   Emergency contact: _____
_____   Phone #: _____

Notes: _____
_____
_____

Basic medical information

Insurance co.: _____ Policy holder: _____
Member #: _____ Policy holder dob: _____
Group #: _____ Phone #: _____

Home address: _____ Physician: _____
_____ Physician's #: _____
Phone #: _____ Physician's address: _____
Cell #: _____ _____

Employer: _____ Emergency contact: _____
Employer's #: _____ Phone #: _____
Employer's address: _____ Emergency contact: _____
_____ Phone #: _____

Notes: _____
_____
_____

Basic medical information

Insurance co.: _____ Policy holder: _____
Member #: _____ Policy holder dob: _____
Group #: _____ Phone #: _____

Home address: _____ Physician: _____
_____ Physician's #: _____
Phone #: _____ Physician's address: _____
Cell #: _____ _____

Employer: _____ Emergency contact: _____
Employer's #: _____ Phone #: _____
Employer's address: _____ Emergency contact: _____
_____ Phone #: _____

Notes: _____
_____
_____

Basic medical information

Insurance co.: _____ Policy holder: _____
Member #: _____ Policy holder dob: _____
Group #: _____ Phone #: _____

Home address: _____ Physician: _____
_____ Physician's #: _____
Phone #: _____ Physician's address: _____
Cell #: _____ _____

Employer: _____ Emergency contact: _____
Employer's #: _____ Phone #: _____
Employer's address: _____ Emergency contact: _____
_____ Phone #: _____

Notes: _____
_____
_____

Basic medical information

Insurance co.: _____ Policy holder: _____
Member #: _____ Policy holder dob: _____
Group #: _____ Phone #: _____

Home address: _____ Physician: _____
_____ Physician's #: _____
Phone #: _____ Physician's address: _____
Cell #: _____ _____

Employer: _____ Emergency contact: _____
Employer's #: _____ Phone #: _____
Employer's address: _____ Emergency contact: _____
_____ Phone #: _____

Notes: _____
_____
_____

www.ingramcontent.com/pod-product-compliance
Lightning Source LLC
Chambersburg PA
CBHW081118180526
45170CB00008B/2904